CAUSES

DE

LA SURDI-MUTITÉ

PAR

ANDRÉ CASTEX

CHARGÉ DU COURS D'OTO-RHINO-LARYNGOLOGIE
A LA FACULTÉ DE PARIS
MÉDECIN-ADJOINT A L'INSTITUTION NATIONALE
DES SOURDS-MUETS DE PARIS

RAPPORT

AU XIVᵉ CONGRÈS INTERNATIONAL DE MÉDECINE

(Madrid, 23-30 avril 1903)

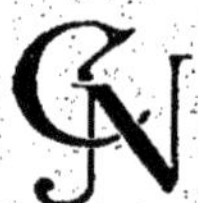

PARIS

C. NAUD, ÉDITEUR

3, RUE RACINE, 3

1903

CAUSES DE LA SURDI-MUTITÉ

RAPPORT

AU XIVe CONGRÈS INTERNATIONAL DE MÉDECINE

(Madrid, 23-30 avril 1903.)

I

Introduction.

Messieurs,

Je comprends certes l'intérêt élevé du problème dont vous avez bien voulu me confier l'étude, mais je vois aussi quelle longue distance nous sépare encore de la solution poursuivie.

Devant l'effort de nos investigations, la nature, jalouse de garder son secret, semble accumuler les difficultés de toutes sortes. Le but à atteindre serait beau pourtant : affranchir enfin d'une infirmité peut-être évitable des milliers d'êtres humains frappés dès la naissance, leur conserver ces deux grandes facultés de la vie de relation, l'ouïe et le langage.

On ne saurait regretter le temps et la patience consacrés à de telles études, n'arrivât-on qu'à dégager une partie de l'inconnu. Les chercheurs doivent ici s'inspirer de la belle devise : « Je n'attends pas de réussir pour persévérer. » Et s'il est une partie du monde où cette question pût être légitimement agitée, c'est bien sur cette terre classique des pensées généreuses, dans la patrie de Pedro de Ponce.

Sans doute, dès l'an 865, un archevêque d'York essayait de faire parler un sourd-muet, mais c'est à Pedro de Ponce, moine de Saint-Benoît, qu'appartient la gloire d'avoir créé l'art d'instruire les sourds-muets de naissance. Il vécut vers le milieu du xvie siècle, au monastère des Bénédictins de San Salvador de Oña. Dans les archives du couvent on a retrouvé l'acte où il est consigné que les élèves sourds-muets du frère Pedro « parlaient, écrivaient, calculaient, priaient à haute voix, parlaient le grec, le latin, l'italien, et raisonnaient très bien sur la physique et l'astronomie..., quelques-uns se sont tellement distingués dans les sciences qu'ils eussent passé pour des gens de talent *aux yeux d'Aristote* ».

Il leur apprenait d'abord à écrire en leur montrant du doigt des objets qui étaient exprimés par des caractères écrits, puis, il les exerçait à répéter avec leur voix les mots correspondant à ces caractères.

Il instruisit ainsi deux frères et une sœur du connétable, le fils du gouverneur d'Aragon.

« En l'an 1584, indique le registre des décès du monastère, au mois d'août s'endormit dans le Seigneur le frère Pedro, distingué par d'éminentes vertus et justement célèbre par son enseignement aux sourds-muets (1). »

Ce fut ensuite Juan Pablo Bonnet qui s'occupa de cet art par le désir d'être utile au connétable de Castille dont il était le secrétaire et qui avait un frère sourd-muet. Son idée fondamentale fut de mettre le sourd-muet en état de distinguer et de reproduire les lettres de l'alphabet.

Et puis encore Ramirez de Carion, muet de naissance. Il eut pour élève Emmanuel Philibert, prince de Carignan, qui écrivait et parlait quatre langues. Le livre de Bonnet parut si important à notre abbé de l'Épée qu'il apprit l'espagnol tout exprès afin de pouvoir le lire et s'en inspira pour imaginer sa méthode dactylologique.

En même temps, en 1788, Heinicke (de Leipzig) inaugurait la méthode orale.

Le titre de mon travail n'autorise pas que je m'étende sur les notions d'histoire, mais vous auriez, Messieurs, le droit de m'adresser des reproches si je ne saluais au passage les noms de Itard, Prosper Ménière, Mygind, Kerr Love, Gilett, Hartmann, Fay, Steinbrügge, Habermann, Moos, Lemcke, Lucæ, Knapp, Bezold, Urbantschitz, L. de Lacharrière, E. Ménière, Saint-Hilaire, qui ont tant travaillé pour l'étude de la surdi-mutité.

Je dois surtout donner un souvenir au distingué collègue qu'une mort prématurée vient d'enlever à la science otologique, à Antoine Schwendt, privat docent à l'Université de Bâle, décédé subitement le 12 octobre dernier à l'âge de 49 ans. Ceux d'entre vous, Mes-

---

(1) CASTARUZA. Vita S. Benedicti. Salamanque, 1588.

sieurs, qui nous avaient fait l'honneur de prendre part au XIIIe Congrès international de Paris, en 1900, n'auront pas oublié les nombreuses et belles communications de notre regretté confrère sur la question qui nous occupe aujourd'hui. Nous nous étions donné rendez-vous à Madrid et nul doute qu'il nous eût apporté de vives lumières sur ce problème étiologique. Que nos regrets émus aillent à sa mémoire.

II

Mode d'investigation.

Je crois devoir dire tout d'abord sur quels documents j'ai basé mon rapport.

Voici plusieurs années qu'un goût personnel m'a dirigé vers l'étude de la surdi-mutité. Au début, j'ai pu travailler à l'Institution nationale des Sourds-Muets de Paris sous la direction de M. Ladreit de Lacharrière. Peu après, nommé secrétaire général de la Société centrale d'assistance et d'éducation des sourds-muets en France, je fus à même d'élargir mes connaissances sur leur infirmité spéciale. Il y a cinq ans j'ai eu l'honneur d'être nommé auriste adjoint à l'Institution de Paris, et depuis ce moment je me suis efforcé d'utiliser au mieux les nombreuses observations qui passaient sous mes yeux. Tous les nouveaux élèves admis à l'Institution de Paris sont particulièrement examinés par M. E. Ménière, chirurgien en chef, par mes collègues MM. Charles Leroux et Grossard et par moi, ainsi par M. Jouet, interne de la clinique.

Ces examens sont faits en présence des professeurs de ces enfants qui nous donnent sur leurs élèves tous les renseignements utiles au point de vue médical.

Il n'est pas sans intérêt de reproduire ici le questionnaire présenté aux parents des élèves après leur admission.

RENSEIGNEMENTS

QUE L'ÉLÈVE DOIT APPORTER EN ENTRANT A L'INSTITUTION NATIONALE
DE PARIS

1° Noms et prénoms.	De l'enfant. Du père. De la mère.

2° Date de la naissance de l'enfant.

3° Profession. . . . . . . { Du père.
{ De la mère.

4° Demeure actuelle des père et mère, invités aussi à informer l'Administration de leurs changements ultérieurs de domicile.

5° Noms et adresse du médecin de l'enfant.

6° L'enfant était-il sourd en naissant ?

7° S'il n'était pas sourd en naissant, à quel âge l'est-il devenu ?

8° Depuis le jour de sa naissance jusqu'à celui où il a perdu l'ouïe, a-t-il éprouvé quelque maladie ou quelque accident ? Nature de cette maladie ou de cet accident.

(Les oreilles ont-elles été malades ? L'enfant a-t-il eu beaucoup de gourme, des maladies de peau, des glandes engorgées, ulcérées, etc., des convulsions internes, des attaques de nerfs ?)

9° Est-ce à la suite de cette maladie ou de cet accident qu'il a perdu l'ouïe ?

10° Outre la surdité, a-t-il quelque autre infirmité ?

11° L'enfant a-t-il parlé avant de perdre l'ouïe ?

Jusqu'à quel point et pendant combien de temps a-t-il parlé ?

12° Combien y a-t-il d'enfants dans la famille ? De garçons ? De filles ? Combien de vivants ? De quelle maladie sont morts ceux qu'on a perdus ?

En est-il mort avant le terme de la grossesse ?

La grossesse a-t-elle été normale ? Sans accidents ? L'enfant est-il né à terme ?

Y a-t-il d'autres sourds-muets dans la famille ?

13° Les père et mère, les grand-père et grand'mère sont-ils sourds-muets eux-mêmes ?

Existe-t-il d'autres infirmités dans la famille (goitre, etc.) ?

Les père et mère sont-ils parents et quel est leur degré de parenté ?

Quel était l'âge du père et de la mère lors de la naissance de l'enfant ?

14° L'endroit où demeuraient les parents, à la naissance de l'enfant, était-il dans un pays plat ou montagneux, sec ou marécageux ?

Était-il exposé à l'humidité ou à quelque autre influence atmosphérique particulière ?

15° Existe-t-il d'autres sourds-muets dans le lieu de naissance de l'enfant ou dans le voisinage ?

16° L'enfant a-t-il déjà quelque instruction ? Et où l'a-t-il reçue ?

Nota. — Les parents sont priés de donner tous autres renseignements pouvant fournir quelque indication sur la cause de la surdité chez l'enfant.

Il faut bien reconnaître que les parents renseignent inexactement, même quand on peut causer avec eux. Ils craignent d'avouer des tares familiales, ou se font illusion sur l'état réel de leur enfant.

Quand les renseignements fournis par les familles sont insuffisants, l'Institution nationale adresse un imprimé spécial au médecin ordinaire de l'enfant pour que son dossier soit établi avec le plus d'exactitude possible.

En réunissant aux renseignements fournis dans le *questionnaire* ceux que donne l'examen médical de l'enfant, tant au point de vue de sa santé générale que de l'organe auditif, ceux enfin qu'on obtient par l'examen acoustique, on peut établir pour chaque élève le tableau suivant dont j'énumère les diverses rubriques :

1° — *Examen physique.*

État général ;
État des oreilles et organes connexes.

2° — *Examen fonctionnel.*

Distance de perception ;
Durée de perception ;
Échelle tonale (limites, lacunes) ;
Voyelles ;
Consonnes ;
Parole (haute, chuchotée) ;
Bruits.

3° — *Obervations particulières.*

4° — *Catégorie du sourd-muet.*

Le médecin et les professeurs qui ont examiné l'enfant apposent leur signature au bas de la feuille, pour qu'on puisse au besoin les consulter à nouveau après quelques années d'éducation spéciale.

J'ai également, grâce à l'obligeance de M. Désiré Giraud, Directeur de l'Institution nationale de Paris, utilisé les registres détaillés où sont recueillis depuis 1891 tous les renseignements intéressants sur les enfants admis à l'Institution. Par surcroît, j'ai examiné moi-même plusieurs de ces jeunes sourds-muets. On nous présente souvent à la clinique otologique de l'Institution nationale des enfants des deux sexes qui, parvenus à l'âge de 3 ou 5 ans, ne parlent pas encore. Règle très générale : ce sont des sourds-muets. Un registre spécial existe à la clinique où les noms et adresses de ces enfants sont consignés afin que nous puissions suivre l'évolution de leur infirmité et y remédier dans la mesure du possible. Les parents nous les ramènent deux ou trois fois par an. Ce sont comme les externes de l'Institution nationale. Il va sans dire qu'à ma consultation particulière j'agis de même pour les petits silencieux qui me sont présentés.

Mon enquête s'est appuyée beaucoup plus sur les élèves de l'Institution nationale, qu'il était possible de suivre et de revoir de temps à autre, que sur les enfants venus consulter une fois en passant.

Je me suis particulièrement attaché à découvrir les conditions étiologiques par l'interrogatoire des parents et l'examen méticuleux de l'enfant. J'ai cherché les causes générales, plus encore que les causes particulières à chaque cas, parce qu'elles me paraissaient les plus importantes à dégager.

Trop souvent, je dois l'avouer, la cause m'a échappé et rien dans le passé des ascendants du petit sourd-muet ne pouvait expliquer l'énigme. En réunissant les divers groupes indiqués ci-dessus, je trouve un total de 569 sourds-muets sur lesquels il m'a été donné de porter mes investigations. Le sexe masculin figure en grande majorité dans ce chiffre (1).

Plusieurs de mes observations ne sont pas intégrales, surtout parce que les renseignements donnés par les parents étaient incomplets, mais leur rapprochement servira à mettre la vérité en lumière. Parfois aussi, pour ne pas surcharger mon rapport, je me suis contenté de reproduire seulement les parties utiles de l'observation.

III

Caractères distinctifs de la surdi-mutité.

Avant d'aborder le problème complexe des *causes*, distinguons la

---

(1) On trouvera plus loin les documents qui m'ont été obligeamment fournis par mon collègue de l'Institution nationale des sourdes-muettes de Bordeaux, le Dr GUÉMENT. Ils concernent 269 enfants du sexe féminin, ce qui fait un ensemble de 838 observations.

surdi-mutité des états similaires qui pourraient entraîner nos recherches dans une fausse direction.

Le diagnostic de la surdi-mutité a, comme les autres différenciations, ses difficultés et ses occasions d'erreur.

1° On peut d'abord ne pas la reconnaître, si surtout on accorde trop d'importance au dire des parents. De ce qu'un bébé sourit quand on lui parle en le câlinant, il ne s'ensuit pas nécessairement, comme le veut sa mère, qu'il entend ces cajoleries. Placez-vous derrière lui et soufflez fortement dans un sifflet à roulette. Si l'enfant ne tourne pas la tête ou n'exprime aucune surprise sur sa physionomie, vous pouvez admettre que son audition est, si non nulle, du moins très rudimentaire, les parents supposent souvent à tort que leur enfant entend parce qu'il se retourne aux vibrations sans percevoir les sons.

On doit être particulièrement inquiet si l'enfant s'est mis à marcher tardivement; d'après l'ensemble de mes observations, cette condition est d'un fâcheux présage au point de vue de la surdité.

Puisque, en moyenne, un enfant commence à parler au bout de la première année, c'est dans le cours de la deuxième année qu'on peut découvrir l'infirmité en question.

2° Inversement, les parents peuvent s'attrister sur une apparente surdité qui n'est qu'un simple retard dans l'apparition du langage ; j'ai observé une fillette de 4 ans qui était dans ce cas. Après un an de traitement fortifiant (phosphates, bains de mer, etc.) et d'instruction obstinée poursuivie par la mère, l'arriérisme disparut et l'enfant devint comme toutes celles de son âge.

On nous a présenté, l'année dernière, à l'Institution nationale des sourds-muets, on petit garçon de 4 ans et demi qui avait dit *papa* et *maman* dès l'âge de un an, puis s'était arrêté à ces deux mots. Il était d'ailleurs normal à tous égards. Ce n'était qu'un *retardant* à envoyer à l'école.

3° Une autre variété d'arriéré, assez rare d'ailleurs, est à distinguer des véritables sourds-muets, *c'est l'entendant muet*. L'enfant, quoique doué d'une ouïe normale, est atteint de mutisme temporaire ou persistant. M. Ladreit de Lacharrière a bien étudié ces cas dans les *Annales des maladies de l'oreille et du larynx* en 1876, à propos de deux enfants chez lesquels la parole ne se développa point. Il y explique ce retard dans le développement du langage articulé par la faiblesse physique ou intellectuelle de la mémoire surtout, ou par un trouble nerveux, ou par l'hérédité ou même par des déformations des organes de la parole.

M. Boyer, professeur à l'Institution nationale de Paris, a publié l'observation d'un de ces entendants-muets (1), d'intelligence faible, et qui, resté muet jusqu'à l'âge de 10 ans, put acquérir une parole suffisante par la méthode orale. M. Boyer s'était appliqué surtout à développer son attention auditive. Cet enfant a été présenté à l'Académie de médecine par le Dr Grancher, le 6 juillet 1897.

J'ai moi-même présenté à la *Société française d'otologie* (2), en 1896, un entendant-muet de 54 ans qui a toujours bien entendu, mais n'a jamais pu parler. Il disait seulement, avec peine et mal, *oui* et *non*. Pas de maladies antérieures. Il a eu deux frères plus âgés tout à fait normaux, mais lui-même est né après que son père était devenu hémiplégique gauche et ne pouvait plus parler. Il manquait surtout de mémoire. Quand on lui demandait les métiers qu'il avait exercés, il était obligé de faire lire ses certificats. Il m'a paru s'agir d'une lésion congénitale des centres phonatoires. Dernièrement encore on nous présentait à la clinique de l'Institution nationale un petit garçon, originaire de l'Oise, atteint de mutité sans surdité. Il ne pouvait répondre aux questions qu'on lui posait, mais il accomplissait tous les actes qu'on lui commandait sans regarder son interlocuteur. Il nous parut qu'il s'agissait d'un *retardant*, susceptible de devenir *parlant*.

4° Nous pouvons être encore induits en erreur par les surdités psychiques et par la surdi-mutité hystérique. Cette forme de surdi-mutité a été bien étudiée par Mingazzini (*Archivio italiano*, février 1897). Il a vu qu'elle était fréquente surtout chez les hommes. Elle apparaît entre 15 et 35 ans. Le début en est brusque et provoqué par des circonstances diverses : une émotion vive, une céphalalgie, la présence de vers dans l'intestin, un traumatisme. Courtade (3) a relaté un cas de surdi-mutité hystérique chez une fillette de 3 ans et demi, survenu après un accident (blessure au poignet). La surdité est complète, mais le pronotic favorable, car le traitement et surtout l'électricité en viennent facilement à bout.

Le diagnostic repose sur la constatation des autres stigmates hystérique (hémianesthésie, anæsmie, amblyopie, etc.).

M. Antony (du Val-de-Grâce) a publié deux cas intéressants de surdi-mutité hystérique chez deux jeunes soldats (*Société médicale des hôpitaux*, 28 avril 1899) (4). L'un des deux, très intelligent, fut atteint brusquement de surdi-mutité après une morsure par un chien *supposé* enragé. Il n'y avait pourtant aucun stigmate hystéque.

---

(1) A. Boyer. Du mutisme chez l'enfant qui entend. Paris, 1897.

(2) Castex. Sur les entendants muets. *Bulletin de la Société française d'Otologie*, 1896.

(3) Courtade. *Société parisienne d'Otologie*, 10 novembre 1899.

(4) Voir *Bulletin de Laryngologie, Otologie et Rhinolozie*, 1899, p. 121.

Un autre cas a été communiqué, par Véis (1), chez un homme de 26 ans, agriculteur, qui, un matin, se réveilla sourd-muet. Il guérit par la suggestion.

Sont à séparer aussi des sourds-muets normaux à tous autres égards tous les dégénérés, goitreux, crétins, aphasiques, etc., chez lesquels la surdi-mutité passe au dernier plan, n'étant que la moindre de leurs infirmités multiples.

Un examen médical fait par l'auriste est donc nécessaire pour qu'on ne laisse pas dans les institutions spéciales de faux sourds-muets.

Le diagnostic doit établir encore s'il s'agit de sourds complets ou incomplets et si la surdité est périphérique ou centrale.

IV

Division du sujet.

Un premier classement s'impose qui répartit l'ensemble des cas en surdi-mutités congénitales et acquises.

Or la question n'est pas encore tranchée de savoir dans quelle proportion se présentent les unes et les autres.

Dans une communication que j'ai faite à la *Société française d'otologie* (13 mai 1900), j'avais relevé dans le dossier de 323 sourds-muets les circonstances qui pouvaient renseigner à ce sujet, et ces recherches m'avaient donné la proportion suivante :

Surdi-mutités congénitales.	145
Surdi-mutités acquises.	178
Total.	323

Mais j'ajoutais :

« L'étude des faits me donne à penser que le chiffre des cas acquis est majoré par une erreur d'interprétation qui se reproduit souvent. De bonne foi ou non, les père et mère d'un sourd-muet, à qui répugne l'idée que leur enfant n'est pas venu au monde dans les conditions normales, écrivent qu'il est devenu sourd à deux ou trois mois ou quand il était en nourrice. N'est-il pas plus naturel d'admettre alors que l'enfant n'a jamais entendu.

L'enquête sur cette origine doit être très attentive, sinon l'erreur se glisse. J'ai vu par exemple de jeunes sourds-muets otorrhéiques dont l'entourage expliquait l'infirmité par ces écoulements et pourtant il est bien avéré qu'il s'agissait de sourds-nés.

____

(1) *Munch. Med. Woch.*, 1899, p. 145.

Je crois, d'ailleurs, qu'il est inutile de reproduire ici l'ensemble des statistiques très nombreuses. Il suffit de condenser et de conclure.

J'étudirai les causes successivement dans ces deux groupes principaux : *surdi-mutités congénitale et acquise*. On verra combien elles diffèrent l'une de l'autre. Je m'appliquerai à montrer les erreurs d'interprétation nombreuses et variées des parents qui nous égarent sur les causes réelles.

V

Surdi-mutité congénitale.

1° *Influence du sexe*.

C'est un fait sûrement établi que l'infirmité se montre plus fréquente dans le sexe masculin que dans le sexe féminin, bien que celui-ci l'emporte en nombre dans la plupart des nations.

Une statistique générale publiée en France, il y a une vingtaine d'années par le ministère de l'Agriculture et du Commerce donnait :

Sexe masculin..	11 460
Sexe féminin.	9 935
	21 395

Kerr-Love (1), en 1896, trouvait en Angleterre 1 038 garçons pour 831 filles.

Dans une intéressante communication au congrès des sourds-muets à Paris en 1900, le Dr Costiniu (de Bucarest) a fait connaître qu'en Roumanie sur 5 292 sourds-muets il y avait 3 365 hommes et 1 927 femmes.

Au moment où je rédige ce rapport les élèves des diverses institutions nationales de la France sont ainsi répartis :

Institution de Paris.	275 garçons.
Institution de Bordeaux..	232 filles.
Institution de Chambéry.	85 garçons.
	32 filles.
Au total.	360 garçons.
	264 filles.

Je dois ces chiffres à l'obligeance de M. de Saint-Sauveur, chef de bureau au ministère de l'Intérieur.

Dans l'étude statistique qu'il vient de publier d'après l'ensemble des 456 sourds-muets qu'il a pu examiner au cours de sa carrière,

---

(1) Kerr-Love. Deaf mutisme. Manchester, 1896.

le Pr Bezold (de Munich) indique que la surdité de naissance se produit surtout dans le sexe féminin et que la surdité acquise appartient plutôt au sexe masculin.

2° *Influence des nationalités.*

La proportion des sourds-muets est assez variable dans les diverses nations du globe.

Pour s'en rendre compte il suffit de jeter les yeux sur le tableau suivant emprunté à Mygind et qui indique le nombre de sourds-muets par 100 000 habitants ainsi que le nombre total par nationalités.

NOMBRE RELATIF ET ABSOLU DES SOURDS-MUETS DES DIVERS PAYS

NATIONS	SOURDS-MUETS PAR 100,000 HABITANTS	NOMBRE TOTAL
Suisse.	245	6 544
Autriche.	123	29 217
Duché de Bade.	122	1 784
Suède.	116	5 307
Alsace-Lorraine.	111	1 724
Wurtemberg.	111	1 910
Hongrie.	109	19 024
Norvège.	106	2 139
Prusse.	102	27 794
Finlande.	102	2 098
Canada.	100	4 819
Bavière.	90	4 381
Irlande.	77	3 993
Portugal.	75	3 109
Inde.	69	1)6843
États-Unis d'Amérique.	66	41 283
Grèce.	65	1 085
Danemarck.	65	1 411
France.	58	11 460
Saxe.	57	1 994
Écosse.	57	2 142
Italie.	54	15 300
Colonie du Cap.	53	802
Angleterre.	50	14 112
Espagne.	46	4 625
Belgique.	43	1 208
Hollande.	43	1 977
Colonies anglaises.	37	1 412

Ce qui frappe surtout en considérant ce tableau, c'est la forte proportion de l'infirmité dans les pays montagneux (Alpes, Karpathes) et le faible pourcentage dans les pays plats (Belgique, Hollande).

En France, la plupart des sourds-muets nous viennent des Alpes, des Pyrénées, des Cévennes.

3° *Races.*

On a été chercher jusque dans les races et les religions, une influence mystérieuse, mais elle n'est autre que celle qui résulte de la misère et des mariages consanguins, et si quelques statistiques font apparaître la fréquence de cette infirmité chez les juifs de certains pays, chez les nègres, c'est que cette double condition se présente pour eux.

En tout cas voici des chiffres :

Sur 10 000 catholiques..	3	sourds-muets.
Sur 10 000 protestants..	6	—
Sur 10 000 israélites.	27	—

4° *Conditions régionales.*

On connaît les diverses hypothèses émises pour expliquer les influences régionales :

Escherich, Mayr, Bircher invoquent la composition géologique du sol en faisant remarquer que des terrains de formation ancienne voient naître une plus forte proportion d'enfants sourds-muets.

Gellé, Lacassagne, Boudin, Morache mettent en cause l'action prépondérante du froid qui occasionne des affections de l'oreille entraînant la surdi-mutité.

Lent, Bircher incriminent les eaux potables qui, dans certaines régions, produisent à côté de la surdi-mutité, le goitre, le crétinisme et diverses tares névropathiques, autres stigmates de dégénérescence. On sait que Klebs a découvert dans les eaux un microbe qui, inoculé à des chiens, les a rendus goitreux.

Or, il est digne de remarque que les diverses conditions invoquées ci-dessus se rencontrent surtout dans les pays montagneux et d'après ce que j'ai vu, je me rangerais volontiers à l'opinion émise par d'Agnano (1) que si ces conditions des montagnes président surtout

---

(1) D'Agnano. Essai sur la distribution géographique de la surdi-mutité en Italie. *Boll. delle mal. Orecchio,* n° 6, 1895.

au développement de la surdi-mutité congénitale, les épidémies et endémies des villes influent d'autre part sur les surdités acquises.

Les registres de l'Institution nationale mentionnent assez souvent l'origine dans un pays marécageux. Les sourds-muets, nés dans les Alpes, se trouveraient plutôt à l'Institution de Chambéry.

5° *Age des parents.*

Prosper Ménière et Puybonnieux ont vu dans l'âge des conjoints un facteur important, soit qu'ils fussent âgés tous deux, soit qu'il y ait eu un écart marqué, soit encore que l'homme fût plus jeune que la femme. Néanmoins le fait a paru discutable aux auteurs qui sont venus après eux.

Une fillette de 3 ans et demi, présentée à la clinique de l'Institution nationale, est sourde-muette. Elle est microcéphale à front plat. Huit frères et sœurs qui l'ont précédée sont normaux. Mais le père avait 52 ans et la mère 43 ans au moment de sa naissance.

6° *Professions.*

Les recherches qui ont été faites dans le sens de la profession des parents n'ont mené à rien de certain, si ce n'est à cette conclusion générale que les enfants sont sourds-muets plutôt dans les familles exposées par leur profession, au surmenage, aux intoxications et aux infections.

7° *Rôle de la consanguinité.*

De tout temps on a remarqué l'influence des ménages consanguins sur la dégénérescence de la race. L'ancien Testament indiquait leur danger et les prohibait (versets du Lévitique XVIII). Saint Augustin dit avoir constaté leur effet sur l'épuisement de la descendance « Sobolem non posse succrescere ». Les divers méfaits que Rilliet a mis sur le compte de la consanguinité sont : l'absence ou le retard des conceptions, les fausses couches, les produits incomplets ou les monstruosités, les imperfections physiques et morales des produits. Une petite sourde-muette, qui figure dans mes observations, issue de cousins germains, était microcéphale et avait une division du voile du palais. Rilliet attribuait encore à la consanguinité la prédisposition à la scrofule et à la tuberculose, la mortalité fréquente dans le bas-âge et si la première enfance est franchie, la fragilité devant la maladie ou la mort. Il insistait, en particulier, sur la fréquence des maladies du système nerveux (épilepsie, idiotie, imbécillité, surdi-mutité, maladies cérébrales diverses).

Devay y ajoute le rachitisme et affirme que sous l'influence des mariages consanguins « les traits du visage s'épatent et se vulgarisent ».

Plusieurs de ces assertions sont contestables. Les recherches que j'ai faites avec MM. Ménière et Grossard, nous ont montré, par exemple, ainsi qu'aux otologistes danois, que les ménages consanguins donnant naissance à des sourds-muets peuvent être très féconds, mais il faut dire que la mortalité est grande dans ces familles.

C'est Prosper Ménière qui signale le premier, en 1856, dans une communication à l'Académie de médecine, la fréquence de la surdi-mutité chez les enfants nés de parents consanguins.

Depuis cette influence a été démontrée par nombre de recherches et en divers pays. La statistique établie par Boudin (1) à l'Institution nationale de Paris donnait 28, 35 pour 100 des enfants issus de consanguins. Celle de M. Ladreit de Lacharrière (2) indiquait 17 enfants sur 107 nés dans de semblables conditions.

Voici les chiffres que j'ai trouvés pour 318 enfants :

Parents cousins germains.	11
Grands parents cousins germains.	4
Parents issus de germains.	12
TOTAL.	27

Le pourcentage donne 8,49 pour 100. En simplifiant, on peut dire que sur un ensemble de 10 sourds-muets, l'un d'eux est issu de parents consanguins. Il est à remarquer que cette consanguinité est plus ou moins proche puisqu'elle peut n'exister qu'entre grands parents ou issus de germains. Parfois aussi elle semble s'aider de causes occasionnelles, une méningite, des convulsions : l'enfant, quoique issu de consanguins entendait et parlait, la méningite est venue et dans son passage a frappé de mort cette double fonction.

Cet effet de la consanguinité peut ne s'exercer que sur un ou deux des enfants d'une progéniture nombreuse, souvent d'ailleurs la surdi-mutité est le seul effet de la consanguinité. L'enfant est d'ailleurs bien conformé, intelligent.

____

(1) BOUDIN. *Annales d'hygiène publique*, 1862, t. XVIII.
(2) LADREIT DE LACHARRIÈRE. Article consanguinité. *Dictionnaire encyclopédique des Sciences médicales.*

Pour s'expliquer cette influence il reste à étudier l'état de santé des conjoints.

Elle établit bien néanmoins l'importance des malformations congénitales donnant l'influence des maladies acquises.

Une autre preuve de cette influence est fournie par le nombre relativement grand des enfants sourds-muets dans les régions où les mariages croisés sont plus difficiles, on le voit bien dans la comparaison suivante :

Département de la Seine. . . . 2 sourds-muets pour 10 000 habitants.
Département de la Corse. . . . 14 — —
Département des Hautes-Alpes. . 23 — —

Les statistiques faites en Danemark montrent même que plus le degré de parenté est proche plus aussi sont grands les risques de surdi-mutité pour les enfants.

En Russie, où le nombre des sourds-muets est très considérable, (Tchlenov)(1) a remarqué d'après les statistiques des conseils de revision que les gouvernements les plus pauvres, les plus isolés, où par conséquent les ménages consanguins sont les plus fréquents, sont aussi ceux qui abondent en silencieux.

De même celle de Gilett établie à l'Institution des sourds-muets de l'Illinois sur 1886 élèves admis à l'Institution, 110 provenaient de mariages consanguins ainsi détaillés :

Enfants de cousins germains. 73
Enfants de cousins au 2ᵉ degré. 17
Enfants de cousins au 3ᵉ degré. 9
Enfants de cousins au 4ᵉ degré. 9
Enfants de petits-fils de cousins. 1
Enfants d'oncle et tante. 1

L'action de la consanguinité ne se montre pas seulement pour les surdi-mutités congénitales, mais encore, à un moindre degré, pour les surdi-mutités acquises, ainsi qu'il résulte de plusieurs de mes observations.

Comment agit la consanguinité ?

Probablement en additionnant ou même en multipliant les tares qui se trouvent chez les ascendants, en les *portant au carré* selon l'image de Paul Bert et si nous la voyons agir même pour les surdi-mutités acquises, c'est que l'hérédité fréquente des tares nerveuses chez les enfants consanguins et à la méningite, grands facteurs de surdi-mutité.

« La consanguinité, écrit M. Ladreit de Lacharrière, exalte l'héré-

____

(1) Tchlenov. Les sourds-muets et leur éducation en Russie.

dité. Si elle conserve les races pures, elle multiplie les germes morbides et prédispose à toutes les malformations. La surdité y trouve sa place comme l'idiotisme, l'épilepsie, la folie et les maladies diathésiques, mais elle n'a pas le triste privilège dont on l'a accusée. »

Souvent chez les petits sourds-muets que nous avons eu à examiner nous trouvions d'autres tares associées ; en voici un exemple :

On conduit à ma clinique, en octobre 1901, une petite fille de deux ans qui ne dit encore aucune parole. Elle est microcéphale ; le voile du palais est divisé et les parents sont cousins germains.

Une opinion a été produite, dans ces derniers temps, d'après laquelle seuls les conjoints consanguins ayant quelque tare pathologique engendreraient des sourds-muets. Mon enquête s'est portée sur ce point particulier et elle m'a montré que la plupart des élèves de l'Institution nationale, issus de consanguins, avaient des parents parfaitement bien portants.

8° *Influence de l'hérédité.*

La transmission *directe* de la surdi-mutité des père et mère à leurs enfants peut être étudiée à l'aide de diverses statistiques de Mygge, Hédinger, Wilde, Gilett, Hartmann, Kerr Love, Fay, Saint-Hilaire. Non sans quelques divergences, elles indiquent les faits suivants :

1° La surdi-mutité est sûrement héréditaire, mais cette transmission se produit assez rarement. Une statistique irlandaise établit que sur 123 enfants nés de 98 ménages de sourds-muets, on n'a compté qu'un seul enfant atteint de la même infirmité. D'après un relevé du bureau Volta (de Washington, 1898) le mariage des sourds-muets congénitaux donne plus d'enfants silencieux (12 pour 100), que le mariage entre sourds-muets acquis (4,2 pour 100).

2° Certains chiffres, ceux de Fay en particulier, établissent que deux générateurs sourds engendrent moins de sourds-muets que deux générateurs dont l'un n'est pas sourd. Ce fait paradoxal est contredit par d'autres relevés.

Une observation due à M. Ladreit de Lacharrière donnerait à penser que *l'hérédité par imprégnation* s'exerce dans la transmission du mutisme. On sait en quoi elle consiste. Un premier mâle fécondant une femelle l'imprègne d'une influence telle que les produits ultérieurs lui ressemblent quoique provenant de mâles différents.

« Nous avons fait à l'Institution nationale, écrit M. L. de Lacharrière, l'éducation de deux sourds-muets frères de mère seulement. La mère avait eu de son premier mariage un seul enfant sourd-muet de naissance. Devenue veuve, elle ne tarda pas à se remarier, et le premier enfant qui naquit de ce second mariage fut également sourd-muet de naissance. Je dois ajouter que les deux enfants ne se ressemblent pas. La mère eut ensuite d'autres enfants bien conformés. »

Mais c'est le seul cas de ce genre signalé dans l'étiologie de la surdi-mutité et, comme l'observe Saint-Hilaire, on peut se demander si ces deux enfants ne tenaient pas leur surdi-mutité de leur mère.

La transmission *indirecte* des grands-parents aux petits-enfants, d'après l'ensemble des statistiques, est quatre ou cinq fois moins fréquente que la transmission directe des générateurs à leurs enfants. Si on prend en bloc les chiffres relevés par Mygind, on trouve en moyenne 1 sourd-muet sur 870 ayant des grands-parents atteints de la même infirmité.

La tare pathologique, ici comme en d'autres hérédités, peut sauter une ou plusieurs générations.

A ceux qui désireraient voir d'un coup d'œil la généalogie de la surdi-mutité dans une même famille je conseille de consulter le graphique dressé par Kerr Love, d'une famille anglaise qui, au cours du XIXe siècle, a compté 41 membres sourds-muets.

Il est bien établi, en outre, que les sourds-muets ont souvent des frères, sœurs, ou autres collatéraux frappés de la même infirmité, ce qui démontre l'importance de l'hérédité même à distance.

Au mois de septembre 1901, s'est présentée à la clinique de l'Institution nationale une jeune fille *entendante* dont les père et mère, ainsi que les oncle et tante du côté maternel, étaient tous sourds-muets. Une cause avait donc frappé toute une génération, mais quelle était cette cause?

Je trouve dans mon recueil d'observations le cas d'une jeune fille traitée à ma clinique pour une surdité labyrinthique double et grave, qu'on avait découverte à l'âge de 5 ans et dont la cause positive échappait, mais une sœur plus jeune était dans le même cas et la sœur aînée était sourde-muette entièrement. Les cornées de cette jeune fille étaient indemnes, mais à l'examen ophtalmoscopique on trouvait une chorio-rétinite à forme pigmentaire avec lésion maculaire à droite, lésions qui ne sont pas d'ailleurs sûrement hérédo-syphilitiques.

En cas de grossesse gémellaire, d'ordinaire les deux jumeaux sont atteints de la même infirmité.

Une fillette de deux ans et demi nous a été présentée à l'Institution nationale, sans cause apparente de sa surdi-mutité congénitale. La grossesse et l'accouchement avaient été naturels, mais il était né deux jumelles, toutes deux eurent des convulsions, à l'âge de 20 mois une des deux sœurs y succomba, l'autre resta sourde-muette.

Une autre fois on nous présenta une fillette de 5 ans sourde-muette congénitale sans cause appréciable et jumelle d'un frère parfaitement normal.

Troisième observation de ce genre :

Père et mère cousins germains, 10 enfants, l'aînée sourde-muette, les 7° et 8° sont jumelles, mais une seule est atteinte de l'infirmité.

Voici un autre cas de gémellarité : fille et garçon de 5 ans, sourds-muets de naissance. La mère a une arthrite fongueuse depuis l'âge de 13 ans ; les grands-parents maternels étaient cousins germains.

On est moins fixé sur la question de savoir si la surdité sans mutité chez les ascendants est une condition efficiente de surdi-mutité chez les enfants. Lemcke, Schmaltz, Mygind se prononcent pour l'affirmative. Ils ont même remarqué que l'influence est plus importante du côté des mères que du côté des pères. Tout le monde pensera avec Mygind que cette constatation tient à ce que les sourds-muets garçons sont plus nombreux que les filles et que les garçons ressemblent surtout à leur mère. A l'appui de cette thèse vient encore ce fait que les frères et sœurs de sourds-muets sont assez souvent sourds mais parlants.

Mais, d'autre part, en France, Saint-Hilaire et Nimier sont arrivés à des constatations assez différentes. Nimier étudiant la répartition de la surdité et de la surdi-mutité en France a vu qu'il n'y a pas parallélisme dans les divers départements et Saint-Hilaire conclut :

« La seule hypothèse admissible est que la surdité des ascendants crée dans les organes auditifs un lieu de moindre résistance et provoque ainsi une localisation morbide qui se serait peut-être produite dans d'autres points, si cette hérédité n'avait pas existé » (La surdi-mutité, page 52).

Je ferai remarquer, de mon côté, qu'une zone cérébrale en rapport avec un organe inutile s'atrophie et que l'hérédité peut transmettre cette atrophie.

Les cas que nous venons d'envisager sont le résultat de l'hérédité similaire dans laquelle l'ascendant transmet au descendant une tare qu'il a lui-même ; mais parfois aussi la surdi-mutité se produit par l'hérédité non-similaire dans laquelle l'ascendant transmet une tare plus ou moins dissemblable de la sienne propre.

C'est ainsi que chez les ascendants de sourds-muets, ou chez leurs collatéraux, nous voyons diverses tares qui ont leur rôle étiologique.

a) *Aliénation mentale*. — Dans une statistique dressée en Belgique en 1835, Sauveur trouvait que 5 pour 100 des sourds-muets avaient des parents ou des collatéraux atteints d'aliénation mentale ou d'idiotie. Lemcke, Mygind, Saint-Hilaire, sont arrivés à des résultats comparables. En moyenne la folie ou ses variétés se rencontrent dans 8,47 pour 100 des familles de sourds-muets. Et cette influence est deux fois plus fréquente dans les cas congénitaux que dans les cas acquis.

b) *Épilepsie*. — La proportion est à peu près la même que pour la folie (Mygind), et le cas se présente encore deux fois plus chez les congénitaux que chez les autres sourd-muets. Et combien, selon la juste remarque de Saint-Hilaire, seraient encore plus nombreux les cas de cette hérédité, si les parents ne cachaient cette tare dans les interrogatoires qu'ils subissent.

c) *Débilités mentales* (idiotie, imbécillité, etc.). — Elles se rencontrent parfois chez les ascendants ou collatéraux, moins souvent que l'aliénation et l'épilepsie, mais presque exclusivement chez les congénitaux.

d) *Méningites et convulsions*. — Sont très fréquentes chez les ascendants ou collatéraux des sourds-muets congénitaux.

e) A signaler encore, chez les ascendants ou collatéraux, les hémorragies cérébrales, l'hystérie. Je viens d'examiner un petit garçon dont la surdité congénitale n'avait d'autre explication que le nervosisme de la mère ; la chorée, les lésions de l'appareil oculaire (strabisme, taies cornéennes, rétinite pigmentaire, daltonisme), le goitre et le crétinisme (Pendred), l'albinisme (Dahl), diverses malformations congénitales (atypie des pavillons, polydactylisme, becs-de-lièvre, imperforations de l'anus, pied-bot, microphtalmie, etc.).

f) Enfin — et j'y insiste à dessein — les troubles de la parole, surtout le bégaiement, sont signalés fréquemment dans les familles des sourds-muets congénitaux.

9° *Influence de la syphilis.*

Il n'est pas facile de mener une enquête sur ce genre de cause, car si les père et mère assistent ensemble à l'interrogatoire ils hésitent à faire des aveux, et si un seul des deux répond il peut ignorer les antécédents de son conjoint.

Les parents sont tellement disposés à cacher cette influence que dans un cas où il s'agissait manifestement d'un sourd-muet hérédo-syphilitique, ils n'hésitaient pas à incriminer la nourrice, dont l'enfant, disait-ils, « était couvert de mal ».

Le rôle de la syphilis ne saurait être mis en doute, car nous savons qu'elle produit chez les enfants diverses déchéances organiques, des dystrophies, des malformations congénitales, dans l'oreille interne notamment. Maintes fois d'ailleurs on voit, chez les enfants sourds-muets, les caractères révélateurs de l'hérédo-syphilis (kératites interstitielles, dents d'Hutchinson, etc.).

C'est justement Hutchinson, le premier, puis le Pr Fournier qui ont insisté sur cette étiologie.

Dans son importante thèse inaugurable, Edmond Fournier (1) consacre quelques pages à cette infirmité. « J'imagine, dit-il, qu'un jour, le chapitre concernant la surdi-mutité deviendra un des plus importants parmi tous ceux qui composent l'étude des dystrophies d'origines hérédo-syphilitiques. » Mais il faut remarquer que les documents manquent sur la question, parce que l'attention n'a pas été suffisamment appelée sur la possibilité de cette étiologie spécifique.

Un groupe assez important de cas ont été déjà consignés dans la science et les surdi-mutités sont congénitales ou tardives, isolées ou combinées à d'autres manifestations syphilitiques ou parasyphilitiques, telles que l'encéphalopathie héréditaire.

Une observation relatée par le Pr A. Fournier rentre dans ce cas.

« J'ai rencontré un cas de surdi-mutité sur une jeune enfant de 13 ans, dont la mère avait été traitée par moi, il y a une quinzaine d'années, pour divers accidents syphilitiques, et voici ce que j'ai observé. D'une part cette enfant est sourde-muette. D'autre part elle est imbécile, ou du moins les manifestations intellectuelles dont elle fait preuve se bornent à quelques sourires niais, quelques désirs de gourmandise ou de coquetterie, quelques sentiments d'affectuosité, de colère, de frayeur, non motivés, le plus souvent. Enfin elle offre un état de parésie musculaire généralisée, etc. »

L'infirmité peut alterner avec des dystrophies héréditaires graves. Tschistjakow a vu deux enfants d'un père syphilitique naître idiots et le troisième venir au monde sourd-muet.

J'ai noté souvent la multiléthalité dans les familles de ces enfants et cette mortalité frappait surtout les enfants venus avant le petit sourd-muet. En voici un exemple que je viens d'observer :

Fillette de 8 ans, devenue sourde-muette à la suite d'une éruption apyrétique généralisée à tout le corps et sur la nature de laquelle le père que je questionnais n'a pu me donner de renseignement précis. Ce ménage a eu sept enfants mais les cinq premiers sont morts

---

(1) Edmond Fournier. Les stigmates dystrophiques de l'hérédo-syphilis. *Thèse*, Paris, 1898.

en bas âge. La mère a eu une « maladie générale grave » à la suite de laquelle elle a dû être internée dans une maison d'aliénées pendant un an et demi. Quelle autre maladie que la syphilis a ces allures caractérisées ?

J'ai vu une petite hérédo-syphilitique née à 8 mois et devenue sourde inopinément à 6 ans.

Saint-Hilaire écrit (page 67) :

« Si l'on examine la totalité des enfants nés de mariages ayant produit des sourds-muets, on est frappé de la multiléthalité qui sévit dans les familles. Sur un chiffre total de 717 naissances, on trouve 184 enfants morts de maladies diverses et seulement 311 enfants normaux. »

Et dans les tableaux qu'il publie nous voyons revenir souvent comme cause de mort chez les frères et sœurs de sourds-muets : morts-nés, morts de faiblesse au bout de quelques jours, fausses couches.

L'influence néfaste de la syphilis est patente dans le fait suivant qui figure dans mes observations personnelles :

Petit sourd-muet, né à Paris, âgé de 3 ans. Dit à peine « papa », « maman ». Il est né à terme. La grossesse fut normale. Mais le père m'avoue qu'il a contracté la syphilis deux ans avant son mariage. Ce ménage a eu six enfants, mais les cinq autres sont morts dans les huits premiers mois de la vie. La mère ne paraissait pas avoir été contaminée.

Assez souvent la seule cause que l'on puisse invoquer est la syphilis d'un des conjoints :

Enfant de 4 ans, dont on a découvert la surdité à l'âge de 2 ans et demi sans qu'il y ait eu de maladie antérieure. Ses oreilles se montrent normales à l'examen physique. L'enfant marche mal. Au total par d'autre cause possible qu'une syphilis contractée par le père quatre ans avant la naissance de l'enfant.

Petit garçon de 4 ans qui n'a jamais dit qu'approximativement « papa » et « maman » et chez lequel je constate aussi de la monorchidie. Le père m'a avoué avoir eu la syphilis deux ans avant la naissance de l'enfant et notamment des accidents secondaires quelques mois avant le début de la grossesse. Un autre enfant venu quatre ans après, alors que le père avait pu se traiter plus complètement, ne présentait rien d'anormal.

Petit garçon de 5 ans, sourd-muet mais entendant un peu, front bombé, suture fronto-pariétale déprimée, sternum enfoncé, aspect malingre. La mère mariée deux fois a eu six enfant du premier mariage, tous bien portants encore. Du second mari elle a eu quatre grossesses, trois terminées par fausse couche et une seule à terme ayant produit l'enfant sourd-muet. Ne peut-on admettre que ce soit le fait d'une syphilis chez le père?

Je signale une observation récemment publiée par un de mes assistants, M. Denis, qui met bien en évidence le rôle de la syphilis (1).

10° *Tuberculose.*

Lemcke, un des premiers, en songeant aux nombreux phtisiques trouvés dans les ascendants des sourds-muets a compris le rôle de la tuberculose. Saint-Hilaire la trouve dans la proportion de 26,2 pour 100 dans les familles de sourds-muets. Comment ne pas être frappé de l'importance de ces chiffres, surtout quand on pense à la fréquence de l'hérédo-tuberculose ou de la tuberculose acquise chez les silencieux.

11° *Rachitisme.*

Petit sourd-muet de 2 ans et demi; il a le front olympien avec un aspect de petit vieillard. La sage-femme avait dit qu'on ne l'élèverait pas. Or j'ai pu examiner le père; il était enfant-trouvé, délicat, noué a ses diverses jointures et lors du tirage au sort avait été versé dans les services auxiliaires.

Il n'est pas rare de rencontrer des enfants sourds-muets brachycéphales, mais c'est néanmoins l'exception. Je ne saurais donc souscrire à l'opinion contraire de Danzizer (2).

12° *Saturnisme.*

Le saturnisme est encore un facteur de dégénérescence qui s'exerce principalement sur le système nerveux. Roque a souvent observé l'épilepsie, l'idiotie ou l'imbécillité chez les enfants de saturnins.

Le père d'un des enfants que j'ai examinés était atteint de saturnisme grave et avait perdu 4 enfants en bas âge. Nous connaissions depuis 1861 les conséquences du saturnisme par la thèse inaugu-

---

(1) M. DENIS. Syphilis héréditaire à manifestations naso-buccales simulant des végétations adénoïdes. Surdi-mutité consécutive (*Bulletin de Laryngologie*, 30 décembre 1903).

(2) F. DANZIZER. Étiologie de la surdi-mutité. Francfort-sur-le-Mein, 1900. Joh. Alt.

rale de Constantin Paul : *L'intoxication lente par les préparations de plomb et leur influence sur le produit de la conception.* M. Savouré-Bouville (de l'Eure), Inspecteur départemental de l'Assistance publique a appelé l'attention sur la descendance dégénérative des ouvriers qui manient le blanc de céruse.

13° *Intoxications diverses.*

On trouve signalés encore l'abus des piqûres de morphine au cours de la grossesse, l'action de l'oxyde de carbone chez une femme qui se trouvant enceinte travaillait dans une usine de séchage et de teinture de plumes, où pendant toute la journée elle était exposée aux émanations des fourneaux de charbon ; son enfant eut des convulsions à l'âge de 6 mois et resta sourde (Saint-Hilaire). On sait que l'oxyde de carbone anémie par la destruction des globules rouges.

Le même auteur relate l'observation d'une mère qui garda un tænia pendant toute la durée de sa grossesse et il invoque la possibilité d'une intoxication endogène.

14° *Alcoolisme.*

La plupart des auteurs qui ont cherché les causes de la surdi-mutité ont été frappés du rôle que semble jouer l'alcoolisme chez les parents. Mygind sur un total de 553 sourds-muets l'a noté 49 fois chez les générateurs, c'est-à-dire dans le 10° des cas environ, surtout quand il s'agissait de cas congénitaux. Lorsque les enfants ont perdu l'ouïe après la naissance, le plus souvent la méningite où les convulsions, si fréquentes dans la descendance des éthyliques, sont intervenues comme cause adjuvante.

Garçon de 7 ans, né dans la banlieue de Paris, présenté à la clinique de l'Institution nationale. N'a jamais parlé, n'a jamais eu de maladie, mais le père est un alcoolique invétéré qui a abandonné sa femme après l'avoir longtemps maltraitée.

Fillette de 7 ans, venue à ma clinique, n'a jamais parlé. Le père, voiturier en province, buvait avec excès. Mais, d'autre part, les grands parents étaient cousins germains, de sorte que les deux conditions étiologiques avaient pu s'additionner. L'enfant était brachycéphale, asymétrique pour le contour crânien et présentait du strabisme convergent à l'œil gauche.

Jeune sourd-muet venu à la clinique de l'Institution nationale, a eu deux fois des convulsions, n'a marché qu'à trois ans et demi, le père a plus de 60 ans et il est profondément alcoolique.

On peut bien admettre l'action toxique directe de l'alcool sur les oreilles de l'enfant, soit dans le sein de la mère, soit après la naissance si la nourrice s'adonne aux excès alcooliques ou si des parents absurdes croient devoir alcooliser l'enfant sous prétexte de le fortifier.

L'influence de l'ivresse, chez les générateurs au moment de la conception, est bien moins établie.

15° Accidents au cours de la grossesse.

Une maladie infectieuse frappant la mère au cours de sa grossesse a paru quelquefois la cause de la surdi-mutité chez l'enfant. Dans trois cas de Mygind c'était deux fois le typhus et une fois la scarlatine.

Dans un quatrième de Saint-Hilaire, c'était une variole très grave. Il est possible que les germes infectieux traversant le placenta aillent atteindre le développement du fœtus.

Quelquefois se trouvent mentionnées des chutes, des crises d'éclampsie, l'enroulement du cordon autour de la tête, l'application du forceps et principalement des frayeurs de la mère.

Chez un petit garçon sourd de naissance qu'on nous a présenté à la clinique de l'Institution nationale en 1899 et qui ne disait guère que *papa, toutou,* après un examen complet, la seule cause qui nous parut pouvoir être invoquée était une frayeur de la mère au sixième mois de sa grossesse. Le mari avait fait une chute de 12 mètres de hauteur et il en était résulté de graves lésions internes.

Dans un cas analogue (enfant sourd-muet de naissance) on ne pouvait incriminer qu'une grossesse tourmentée par des chagrins et compliquée d'albuminurie. Les centres auditifs seraient-ils une partie spécialement fragile et souffrant d'incidents qui respecteraient les autres parties du corps.

La mère d'une sourde-muette qu'on me conduisait me dit avoir eu une grande émotion au 4e mois de sa grossesse en voyant un homme tombé de crises épileptiques. Son médecin avait exprimé des craintes sur l'issue normale de sa grossesse.

Une autre mère étant enceinte de 2 mois avait vu mourir son mari subitement sous ses yeux. Deux mères de sourds-muets pendant leur grossesse avaient vu la foudre tomber à côté d'elles. Pour d'autres c'étaient des accidents de voiture ayant produit une vive frayeur.

Les sourds-muets de nos asiles naissent en assez grand nombre de filles mères et on peut admettre que les violences pour dissimuler la grossesse, jointes aux misères morales de la situation, nuit réellement au développement de l'enfant.

Parfois, la mère invoque l'émotion spéciale qu'elle aurait éprouvée pendant sa grossesse en rencontrant un sourd-muet; mais cette explication ne me paraît pas admissible. Je n'en veux pour preuve que l'intéressante observation consignée par Darwin (Variations des animaux et des plantes, tome I, page 180). Dans une des grandes maternités de Londres on eut soin pendant une grande période d'années d'interroger les pensionnaires sur les impressions morales qu'elles éprouvaient, leurs réponses furent exactement notées. Or, pas une fois il n'y eu concordance avec les anomalies constatées chez les enfants. Mais si on ne saurait admettre la similitude entre l'impression et l'anomalie, on doit accepter qu'une forte impression morale entraînant des contractions utérines, et consécutivement des compressions anormales de l'utérus, puissent déformer le fœtus en certaines parties (Mathias Duval) (1).

D'une manière générale, je crois qu'il faut être assez sceptique sur le rôle des grossesses anormales parce que les mères de sourds-muets ont une tendance naturelle à penser que leur grossesse a été mauvaise.

L'influence des émotions frappant les générateurs s'est montrée d'une manière saisissante en France. Il résulte, en effet, de l'étude bien connue du D' Nimier, professeur agrégé au Val-de-Grâce de Paris (2), que la classe des conscrits nés au moment de la guerre franco-allemande (1870-1871) a fourni un nombre relativement considérable de sourds-muets et principalement dans les départements envahis où les émotions et les deuils attristaient les populations.

Depuis une vingtaine d'années, au contraire, la proportion décroît en France et une diminution sensible se montre dans le nombre des enfants atteints (Saint-Hilaire).

---

(1) Mathias Duval. Pathogénie générale de l'embryon. Traité de pathologie générale de Bouchard, t. I, p. 180.

(2) Nimier. Contribution à l'étude de la répartition géographique de la surdi-mutité en France. *Annales des maladies de l'oreille et du larynx*, mai 1893.

VI

Surdi-mutité acquise.

1° *Affections du cerveau et des méninges.*

Ces affections sont la cause la plus ordinaire de la surdi-mutité acquise.

Les altérations constatées par les divers auteurs (Steinbrügge, Habermann, Uchermann, Mygind, Moos, Lemcke, Lucæ, Knapp), dans un certain nombre d'autopsies de méningites cérébro-spinales, ou sporadiques, ou tuberculeuses, etc., nous révèlent que les complications auriculaires des diverses sortes de méningite sont uniformément les mêmes, et elles nous expliquent la surdité qui leur succède.

Lucæ et Knapp ont suivi l'infiltration du pus dans le nerf acoustique depuis son émergence du bulbe jusqu'au limaçon.

Au moyen de coupes portant sur le labyrinthe, Steinbrügge et Habermann ont constaté dans le limaçon, les canaux demi-circulaires et le vestibule des destructions étendues ou des nécroses complètes qui peuvent s'expliquer par la thrombose des vaisseaux.

Les examens faits à une date plus éloignée du début de la maladie ont montré dans ces parties la néoformation de tissu conjonctif qui peut devenir fibreux ou osseux. C'est le cas dans la surdi-mutité d'origine méningitique. Et dans cette gangue néoformée, le nerf acoustique est partiellement dégénéré. Les éléments nerveux ont disparu dans le limaçon surtout dans le premier tour de spire. L'organe de Corti a disparu plus ou moins.

La clinique et les autopsies montrent que l'infection se propage des méninges à l'oreille. On discute sur la voie de cette propagation.

Moos et Leichenstern admettent la voie lymphatique exclusivement.

Steinbrügge et Habermann incriminent l'aqueduc du limaçon. Les deux voies sont sans doute suivies selon les cas.

Voici un cas de surdi-mutité par méningite cérébro-spinale :

Fillette de 4 ans, parisienne. A eu la coqueluche à l'âge de 3 mois et cependant elle se développait bien ; allait à la salle d'asile, causait, chantait. Mais à l'âge de 3 ans et demi elle eut une méningite cérébro-spinale, diagnostic qui nous a été donné par un médecin des plus distingués des hôpitaux de Paris. Pendant sa maladie elle avait la tête fortement renversée en arrière. C'est depuis lors qu'elle n'entend plus et qu'elle a perdu progressivement l'usage de la parole. A noter comme prédispositions héréditaires que la grand'mère était morte folle et le grand-père tuberculeux.

La surdité dans les méningites apparaît brusquement d'ordinaire vers le 3ᵉ ou 4ᵉ jour. Quelquefois elle est tardive et ne se montre qu'après plusieurs mois. Chez une fillette que j'ai examinée et qui avait été frappée de méningite à l'âge de 3 ans le mutisme n'était complet qu'après 8 mois.

Cette méningite causale peut d'ailleurs être produite par les divers micro-organismes pathogènes connus : bacilles de Koch, d'Eberth, méningocoque de Weichselbaum, pneumocoque, streptocoques, colibacilles. D'ordinaire, l'infection vient de loin par la voie sanguine, et les germes pathogènes se fixent dans les méninges à cause de leur vascularisation très marquée chez l'enfant.

« Il est possible, écrit le Pᵣ Hutinel (1), que particulièrement dans le jeune âge, les méninges offrent un terrain propre au développement des microbes pathogènes. Il y a des causes qui favorisent leur invasion, traumatismes, refroidissements, surmenage intellectuel, alcoolisme, et surtout une prédisposition générale qui prime toutes les autres : l'hérédité névropathique. »

Ainsi dans beaucoup de ces surdités, suites de méningite, ce n'est pas l'oreille qui est en cause, mais le cerveau.

On sait d'ailleurs que les méningites tuberculeuses siègent de préférence à la base.

« Chez les enfants très jeunes, la méningite se caractérise surtout par des convulsions généralisées ou partielles, par des contractures et des troubles oculaires. La fontanelle est tendue et saillante. La fièvre est vive, mais les vomissements font souvent défaut. Après chaque crise l'enfant tombe dans le coma » (Pᵣ Hutinel) (2).

Il résulte des expériences de Battelli récemment communiquées à l'Académie des sciences (27 octobre 1903) que chez l'homme le siège des convulsions *cloniques* est cortical. Or ce sont bien ces convulsions qu'indiquent les observations prises sur les sourds-muets, sans doute parce que le cortex temporal est touché dans les méningites de ces petits malades.

La méningite cérébro-spinale épidémique est une cause fréquente de surdité, car elle touche souvent les organes des sens (strabisme, diplopie, labyrinthites et tympanites suppurées).

---

(1) HUTINEL. Traité de médecine et de thérapeutique, t. IX, p. 280.
(2) HUTINEL. *Loc. cit.*, p. 353.

2° *Scarlatine.*

Tandis qu'en divers pays (Allemagne, Irlande, Amérique du Nord) les statistiques font jouer un rôle important à la scarlatine sur le développement de la surdi-mutité, les recherches faites en France par Itard en 1825 et depuis par Saint-Hilaire lui assignent un rôle assez effacé. Il en est de même pour l'Italie. Cette différence tient sans doute à la virulence plus ou moins grande du streptocoque pyogène suivant les pays et les épidémies.

La surdité apparaît le plus habituellement à la période de desquamation.

Elle résulte parfois d'une otite moyenne venue du pharynx par la trompe d'Eustache, parfois aussi d'une labyrinthite, celle-ci résultera d'une invasion se faisant par les fenêtres ovale et ronde, ce que Moos et Mygind ont constaté, ou d'un infection primitive *in situ* dont les exemples ne sont point rares. J'ai dans mes recueils d'observations plusieurs cas de ces labyrinthites scarlatineuses primitives.

3° *Rougeole.*

Son rôle est assez important, ainsi que l'avait déjà noté Itard. Le processus est analogue à celui de la scarlatine.

4° *Fièvre typhoïde.*

Son rôle n'est pas très important. Saint-Hilaire la note dans 3,33 pour 100 des cas. On ignore le mode d'action de la fièvre continue sur l'oreille.

5° *Diphtérie.*

Son influence est un peu plus marquante que celle de la fièvre typhoïde.

Un petit garçon de 6 ans et demi, né dans les environs de Paris, nous est envoyé de l'Institut Pasteur où il fut soigné pour une diphtérie pharyngienne grave à l'âge de 3 ans. Depuis ce moment, l'enfant qui auparavant parlait comme tous les autres ne dit plus que quelques mots : gâteau, mon oncle, ma tante ; encore les prononce-t-il très mal avec le timbre spécial aux sourds-muets. L'examen no décèle pas de lésions aux oreilles. Il s'agit donc d'une atteinte cérébrale. Le père et une tante seraient des cérébraux au dire de la mère qui nous conduit l'enfant; il fut admis à l'institut d'Asnières.

6° *Impaludisme.*

J'ai examiné à ma clinique, au mois d'avril 1902, un sourd-muet âgé de 21 ans, qui venait de l'Ile de la Réunion à Paris dans l'espoir de guérir sa surdi-mutité. Il avait été frappé de surdité à l'âge de 11 ans par un accès de fièvre pernicieuse. Jamais il n'avait eu d'autre maladie, ni avant, ni après. La mutité était peu accentuée, car il lisait et disait presque tous les mots, mais avec cette voix caractéristique de l'infirmité. Il percevait un peu le son du diapason devant les méats auditifs et sur le vertex, mais non aux mastoïdes. Il s'agissait d'une sclérose des labyrinthes et des nerfs auditifs.

7° *Pneumonie.*

Une petite fille de 9 ans, parisienne, est conduite à ma clinique en mai 1902. L'enfant était devenue sourde un an auparavant, à la suite d'une pneumonie et dans l'espace des trois mois qui avaient suivi. Pas de lésions constatables aux oreilles. Le père était éthylique. Néanmoins elle avait très bien parlé jusqu'à l'époque de cette pneumonie.

8° *Ostéomyélite.*

Voici un cas étiologique unique jusqu'à présent dans ceux que j'ai pu examiner. L'infection des organes auditifs a été produite par de l'ostéomyélite.

En septembre 1902 on nous présentait un jeune homme de 17 ans devenu sourd vers l'âge de 7 ans. Jusqu'alors sa santé avait été excellente et il parlait comme tous les autres enfants. Mais à partir de ce moment parut au tibia droit une ostéomyélite des plus caractérisées avec séquestre, etc., qui le tint pendant trois ans au lit. Actuellement encore les cicatrices qu'il présente à la jambe confirment ce diagnostic. Il n'a jamais eu d'autre maladie, ce qui nous est affirmé par sa sœur aînée qui l'accompagne.

C'est dans la convalescence de sa maladie, quand il put quitter le lit, qu'une surdité bilatérale apparut, sans écoulement d'oreille,

L'examen me fit constater une cophose complète. D'après les diapasons, la sclérose semblait occuper les oreilles internes ou les centres auditifs. En quelques mois l'enfant était devenu silencieux et sa voix avait pris peu à peu le timbre spécial au sourd-muet.

Dans son désir de guérir et d'apprendre un métier, ce jeune jeune homme avait quitté la maison paternelle sans prévenir et il arrivait à pied du Tréport à Paris, sans ressources, ayant travaillé dans des fermes sur sa route pour gagner quelques subsides, donnant ainsi un joli exemple de volonté.

Voici donc un cas où les staphylocoques, streptocoques, etc., se sont montrés les agents de la surdi-mutité.

9° *Infections diverses.*

Signalons encore la coqueluche, la broncho-pneumonie, la variole, l'influenza, la varicelle, l'érysipèle, la dysenterie, le rhumatisme, la vaccination, le purpura hemorragica, les oreillons qui font des surdités brusques, complètes, souvent bilatérales, avec vertige.

10° *Otites suppurées.*

Les infections primitives des cavités otiques, de natures diverses, figurent dans toutes les statistiques, moins nombreuses pourtant qu'on pourrait le supposer. C'est que les suppurations otiques, ainsi que nous le constatons formellement sur les adultes, laissent rarement après elles une surdité grave telle qu'il la faut pour conduire à la mutité. Mais si l'infection gagne l'oreille interne, avec ou sans suppuration, l'audition étant compromise en son siège le plus essentiel, l'infirmité sera réalisée.

Un motif de penser que l'oreille moyenne est rarement en cause réside en ceci que le sourd-muet, quand il entend tant soit peu le diapason, le perçoit mieux au méat auditif que partout ailleurs au contact. C'est dire que l'épreuve de Rinne n'est pas anormale comme dans les lésions de la caisse. Plus on examine de ces enfants et plus on passe vite sur l'examen des oreilles car on comprend que la cause est plus profondément.

11° *Accidents divers.*

Les traumatismes tiennent une place importante dans les relevés otologiques. Ce sont en général des chutes sur la tête ayant déterminé des fractures du crâne, des hémorragies labyrinthiques ou cérébrales, des méningites traumatiques, etc.

La surdi-mutité traumatique peut être incomplète.

Un homme de 22 ans qui est venu nous consulter à la clinique de la Faculté avait fait à l'âge de 9 ans une chute grave sur la tête à la suite de laquelle il avait dû s'aliter pendant 10 jours. Il parlait, mais mal et avec le timbre spécial aux sourds-muets. Les tympans étaient normaux mais il n'entendait aucunement les diapasons présentés aux oreilles ou placés sur le crâne.

Petite fille de 9 ans sourde-muette, parlait très bien jusqu'à l'âge de 3 ans. A cette époque elle fit une chute grave de 5 ou 6 mètres de haut, deux jours après se déclarait une méningite et l'usage de la parole disparut dans l'espace des 8 mois qui suivirent. Aucune consanguinité des parents. Quatre frères et sœurs normaux et bien portants.

Une fillette de 2 ans habitant la banlieue de Paris disait la plus part des mots habituels aux enfants de son âge. Elle est renversée dans la rue par une voiture de laitier qui passe sur son bras gauche. Depuis cet accident l'enfant n'entend plus et dit très vaguement papa, maman. Il ne s'était pas produit d'otorrhagie mais l'enfant se plaignait beaucoup de la tête.

Saint-Hilaire fait remarquer que presque toujours chez ces enfants on note une prédisposition (surdi-mutité, alcoolisme, folie des ascendants ou collatéraux).

Enfin comme autres accidents j'ai trouvé dans diverses observations ceux qui suivent : explosion de la foudre, coups de soleil, coups de froid, accidents de dentition, vers intestinaux, empoisonnements, frayeurs. Celles-ci sont très souvent indiquées et avec des circonstances telles qu'il n'est pas possible de nier leur influence.

MM. Ménière, Grossard et moi n'avons pas trouvé chez ces enfants une proportion d'adénoïdiens notablement plus grande que chez les entendants-parlants.

Trop souvent encore la cause nous échappe et nous voyons se développer la surdi-mutité sans nous l'expliquer.

Petit garçon de 6 ans et demi, depuis un an, sans aucune cause saisissable, a perdu progressivement l'ouïe. Je constate seulement que le crâne est un peu oblique ovalaire et que la démarche est quelque peu irrégulière. J'ai causé à part avec le père, ni lui ni la mère n'avaient jamais été malades.

Cas analogue chez un jeune homme de 18 ans pour lequel j'ai été consulté. Jusqu'à l'âge de 3 ans il avait très bien parlé et puis au cours de cette troisième année, sans maladie ni accident apparents, il avait perdu peu à peu la netteté du langage et était devenu muet. Je crus devoir admettre une méningite à évolution lente et latente.

Madame X, parisienne, a trois enfants, deux garçons et une fille qui sont tous les trois sourds-muets de naissance, j'ai pu causer séparément avec le père et la mère, je n'ai trouvé aucun antécédent morbide dans la famille. Pas de consanguinité. J'ai simplement noté que la première grossesse avait été rendue très pénible par les vomissements. Ce n'est vraiment pas suffisant pour expliquer l'infirmité qui se reproduit chez les trois enfants.

Le Dr Guément, médecin-auriste à l'Institution nationale des sourdes-muettes de Bordeaux, a bien voulu, sur notre demande, nous envoyer les résultats de son enquête personnelle sur 269 enfants du sexe féminin, ce qui porte à 838 le chiffre des observations qui servent de base à ce rapport.

Notre collègue signale :

Le grand nombre des frères ou sœurs sourds-muets ;

L'importance de la consanguinité (11 fois sur 106 cas);

L'alcoolisme du père ou de la mère;

L'influence de la méningite, de la rougeole, des chutes sur la tête.

Il appelle aussi l'attention sur l'hérédo-syphilis : « Cette cause ne figure pas dans les renseignements consignés aux dossiers des enfants. Mais j'ai constaté moi-même cette tare dans deux cas où on ne signalait aucune autre cause. »

Notions tirées des autopsies. — Je regrette de ne pouvoir apporter ici une contribution personnelle. Jusqu'à présent, je n'ai pas eu l'occasion de faire l'autopsie du cerveau et des oreilles d'un sourd-muet. Les 153 examens nécroscopiques publiés par les auteurs et bien exposés dans la monographie du Dr Saint-Hilaire nous permettent déjà de nous éclairer un peu sur le substratum anatomo-pathologique de cette infirmité. Je dis *un peu*, car, par exemple, pour les surdités congénitales, il n'est guère fait mention du cerveau.

Quelques renseignements principaux se dégagent des protocoles d'autopsie.

Les lésions de l'oreille moyenne existent surtout dans les surdités acquises, mais elles semblent ne compromettre qu'en partie l'audition. C'est ce qu'a remarqué mon collègue Grossard, dans nos examens sur les sourds-muets de l'Institution nationale ; les enfants qui présentaient une lésion de la caisse étaient moins sourds que les autres, d'où on peut inférer déjà que les altérations des parties profondes, labyrinthe ou circonvolutions temporales, sont un facteur bien plus important de surdi-mutité.

L'oreille interne présente souvent, dans les nécropsies, des modifications marquées. Elles peuvent manquer en apparence, mais si on pratique l'examen microscopique, on constate, ainsi que l'a vu Scheibe dans deux autopsies, une atrophie des filets nerveux du saccule, de l'utricule, du limaçon et diverses autres modifications morphologiques de grand intérêt.

Ces deux examens de Scheibe montre que la surdi-mutité peut dépendre d'un arrêt de développement congénital et dégénératif. Ils font voir encore l'importance de la congénialité dans l'étiologie de cette infirmité spéciale.

Très souvent il s'agit d'une atrophie du nerf auditif.

Enfin on a observé l'atrophie, l'aplatissement sans lésions microscopiques de la circonvolution de Broca et de la zone corticale auditive (circonvolution temporale supérieure) coïncidant avec des altérations du labyrinthe. Impossible de dire alors si la surdité a été d'abord cérébrale ou labyrinthique. Qu'importe ; nous pouvons bien dire en ce cas, qu'elle est *centrale,* puisque zone cérébrale auditive et labyrinthe se développent en même temps. Elle l'est incontestablement lorsque le bulbe et la protubérance sont touchés.

Il peut y avoir *croisement* entre la lésion cérébrale et labyrinthique. Ainsi, dans un cas, l'atrophie du cerveau gauche correspondait à la destruction du labyrinthe droit (autopsie par Uchermann, n° 80, Tableaux de Saint-Hilaire). Dans une autre de Meissner (n° 124, *ibidem*), il y avait des granulations amyloïdes dans le nerf auditif et dans le 4e ventricule. Dans une troisième de Meyer (n° 127), le nerf auditif était normal, mais il y avait épaississement de l'épendyme dans le cerveau et le cervelet. Les stries acoustiques manquaient. Dans celle de Scheibe (n° 147), atrophie du nerf cochléaire et du rameau de Retzius, kystes dans le cerveau au niveau de la 3e frontale et à la base des deux lobes frontaux, aplatissement des circonvolutions temporales. Enfin dans celle de Seppilli (n° 150), l'hémisphère cérébral gauche pesait un quart de moins que le droit ; les 1re et 2e temporales, détruites, était remplacées par du tissu cicatriciel, la 3e frontale et le gyrus étaient atrophiés et sclérosés, l'insula de Reil largement détruit à gauche.

En somme, les autopsies comme les examens cliniques nous montrent l'importance dominante des lésions labyrinthiques, cérébrales et bulbaires, congénitales plutôt qu'acquises.

Pathogénie.

L'enfant qui vient au monde sans entendre le langage d'autrui sera donc dans l'impossibilité de se l'approprier par imitation, et celui qui ayant entendu perd dans l'enfance la fonction auditive oubliera les quelques mots appris, comme nous oublions tous une langue vivante que nous n'entendons plus parler si nous avons quitté le pays où elle est en usage.

C'est tout ce qu'on peut dire, je crois, en l'état actuel de nos connaissances sur la physiologie pathologique de la mutité succédant à la surdité.

VII

Conclusions.

La recherche des causes de la surdi-mutité est un problème dont la solution est encore incomplète.

Il est juste de rendre hommage à Pedro de Ponce, à qui appartient le mérite d'avoir perfectionné, au xvi⁰ siècle, en Espagne, l'art d'instruire les sourds-muets.

Le présent mémoire est basé sur un ensemble de 838 sourds-muets. Ils ont été examinés à l'Institution nationale des sourds-muets de Paris, en présence des professeurs de ces enfants, ou dans des consultations particulières et à l'Institution nationale des sourdes-muettes de Bordeaux.

On est souvent mal renseigné par les parents, soit qu'ils craignent d'avouer des tares familiales, soit qu'ils se fassent illusion sur l'état réel de leur enfant.

Avant de chercher les causes il importe de bien reconnaître la surdi-mutité en la distinguant des états similaires (retards dans le développement du langage, audi-mutité, surdités psychiques, surdi-mutité hystérique).

Pour la recherche des causes, il importe de séparer les cas de surdi-mutité congénitale ou acquise. L'analyse des observations et les statistiques montrent que l'infirmité est plus souvent congénitale qu'acquise.

Surdi-mutités congénitales.

1⁰ Influence du sexe. L'infirmité se montre plus fréquente dans le sexe masculin que dans le sexe féminin ;

2⁰ Nationalités. Elle est en plus forte proportion dans les régions montagneuses de l'Europe (Alpes, Karpathes, Pyrénées) que dans les contrées plates ;

3⁰ Age des parents. Ne paraît pas avoir une influence marquée ;

4⁰ Consanguinité des parents. Son influence a été signalée dès longtemps (Versets du Lévitique) et bien étudiée par Prosper Ménière (1856). D'après mes relevés personnels : un sourd-muet sur dix est issu de parents consanguins. Des causes occasionnelles (méningite, etc.), peuvent s'ajouter à la prédisposition pour réaliser l'infirmité. La consanguinité semble agir en additionnant les tares qui existent chez les géniteurs.

5° Hérédité. La transmission *directe* de la surdi-mutité des père et mère à leurs enfants se produit assez rarement. La transmission *indirecte* des grands parents aux petits enfants est 5 fois moins fréquente encore. L'infirmité peut sauter une ou plusieurs générations.

6° Influence de la syphilis. Elle est démontrée par l'ensemble des caractères révélateurs de l'hérédo-syphilis chez un certain nombre d'enfants, par la multiléthalité qui sévit sur leurs collatéraux et par les renseignements quelquefois obtenus des parents.

7° La tuberculose, le rachitisme, le saturnisme et surtout l'alcoolisme des ascendants jouent quelquefois un rôle incontestable.

8° Des accidents au cours de la grossesse peuvent être à bon droit incriminés (maladies infectieuses de la mère, chutes, émotions diverses).

9° L'ensemble des autopsies montre l'importance dominante des lésions labyrinthiques, cérébrales, bulbaires, et plus souvent congénitales qu'acquises.

Surdi-mutités acquises.

1° Les affections des méninges et du cerveau sont la cause la plus ordinaire de la surdi-mutité acquise, que l'infection se propage consécutivement à l'oreille ou qu'elle reste confinée aux centres auditifs. La méningite cérébro-spinale agit fréquemment. La surdité par méningite apparaît d'ordinaire dès le 3° ou 4° jour de la maladie.

2° Les diverses maladies infectieuses jouent un rôle important. Parmi les plus nuisibles on note : la rougeole, la scarlatine, les oreillons, la diphtérie. Puis viennent avec une influence moindre : la fièvre typhoïde, la variole, la broncho-pneumonie et la pneumonie, la coqueluche, l'influenza, la varicelle, l'érysipèle, l'impaludisme, l'ostéomyélite. Ces infections agissent en produisant une otite moyenne ou en frappant d'emblée les centres auditifs.

3° Les otites moyennes suppurées sont une cause relativement rare parce qu'elles ne déterminent pas une surdité grave. Elles sont dangereuses surtout par la propagation de l'infection à l'oreille interne.

4° La présence de tumeurs adénoïdes dans le cavum ne paraît guère plus fréquente chez les enfants sourds-muets que chez les entendants-parlants.

5° Divers accidents doivent figurer dans l'étiologie de la surdi-mutité (chutes sur la tête déterminant des fractures du crâne, des hémorragies labyrinthiques, des méningites traumatiques, explosions de la foudre, coups de soleil, empoisonnements, frayeurs).

VIII

Conclusion générale.

Dans la recherche des causes de la surdi-mutité, il importe d'attacher peu d'importance au dire des parents et à ces circonstances banales qu'on trouve dans les antécédents de presque tous les enfants normaux.

Il faut séparer les surdités acquises et congénitales, celles-ci paraissant les plus nombreuses.

Toutes les conditions qui amoindrissent l'organisme et notamment le système nerveux (mauvaise hygiène, unions consanguines, syphilis, alcoolisme, accidents au cours de la grossesse, etc.), peuvent déterminer la surdi-mutité congénitale, en quoi l'appareil auditif se montre particulièrement fragile. Et ce qui frappe les organes auditifs profonds (méningites, infections, traumatismes) entraîne la surdi-mutité acquise.

En tout cas, cette infirmité se montre *occasionnelle* et *faiblement héréditaire*. C'est ce qui peut encourager la thérapeutique préventive que nous devons lui opposer.

IX

Bibliographie.

Bonet (Juan-Pablo). — Reduccion de las letras, y arte para ensenar a hablar los mudos. Madrid, 1620.

Ackermann (J.-F.). — Merkwürdige Ursache einer angebohrnen Taubheit, durch die Section entdeckt. *Klin. Annalen der herzogl. med chir. Krankenanstalt zu Ienn abgefasst und herausg. von Ackermann and Fischer I Stück.* Iéna, 1805, p. 96-108.

Muller. — Beobachtungen über Taubsummheit und deren Ursachen und Falgen im Allegemeinen und in specieller Beziehung auf der grosshrzl. Traubstummemstitut zu Pforzheim nebst Angabe des Befundes einiger an Verstorbenen Taubstummen vorgenommener Sectionen. *Jahrg.* 5, *Badensische Annalen f. d. ges.* Heilt, 1832, p. 88-118.

Deleau. — Recherches pratiques sur les maladies de l'oreille qui occasionnent la surdité. Paris, 1834, 8°.

Mücke (Johann). — Vortrag über die Wahrscheinliche Anzahl der Taubstummen in Böhmen, nebst der Angabe der Zeit und der Ursache der Eintritts der Gehorlongkeit bei 165 Kindern und der Anatomischen Untersuchung der Gehorwerkzenge, von 4 Verstorbenen Taubstummien, bei der jährlichen Stiftungsfeier des Taubstummeninstituts am 13 Dec. 1835. Prag, 4°, 1836.

Bergmann (G.-H.). — Ueber das Ursächliche der Taubstummbeit und deren Verschiedenheit von Idiotismus und Imbecillitat durch anatomische Untersuchungen erläutert. *Hannov Annalen f. d. gesämmie heilk.* Herausg. von G. P. Holscher, vol I. Hannover, p. 60-82, 1836.

Guyot. — Causes de surdité et autres particularités concernant les sourds-muets. *Annales de l'éducation des s.-m.* Paris, 1845.

Schmalz (Eduard). — Angeborene Taubstummheit mit Blödsinne. Top and Typhus. Atrophie des kleinen Gehirns. *Beitr. z. Gehör. und. Sprachtheilk.* von Eduard Schmalz, 1 Heft. Leipzig, p. 72-73, 1846.

P. Ménière. — Recherches sur l'origine de la surdi-mutité. *Gazette médicale de Paris,* 1846, 3°, t. I, 223-243.

Schmalz. — Uber die Taubstummen und ihre Bildung. nebst einer Anleitung zur zweckmessigen Erziehung der taubstummen Kinder ein alterlichen Hause 2 et 8°. Dresd. u. Leipzig, 1848.

Knüse (Otto-Friedrich). — Ueber Taubstummie Taubstummenbildung und Taubstummen-Austalten nebst Notizen aus meinen Reisetagbuche Schleswig, 1853.

Escherich. — Ueber den Einfluss geologischer Bodenbildung auf einzelne endemische Krankheiten. Verhandlungen der physicialisch-médicinischen Gesellsche't in Wurzbourg, vol. IV. Wurzbourg, 1854, p. 124-147.

Bonnafont. — Rapport sur un cas de surdi-mutité consécutif à l'explosion d'une bombe. *Mémoires de Médecine militaire.* Paris, 1855.

Krugelstein. — Ueber die Taubstummheit und ihre nahere Beziehung zur gerichtlichen arnei. *Wissenschaft Zt. f. d. Staat.* Erl, 1859, LXXVII, p. 10-41.

Buxton. — An inquiry into the causes of congenital and acquired deaf-dumbness Liverpool. *M. Chir. Journal*, 1859.

Cohn (Hermann) et Bergmann (Bernhardt). — Ueber die Ursachen der Tubstummheit, mit besonderen Berücksichtigung der Chen unter Blutsverwandten. *Jubelschrift der Taubstummen Anstalt zu Breslau*, september. Breslau, 4°, 1869.

Luys. — Étude des lésions intracérébrales de la surdi-mutité. *Annales des maladies de l'oreille et du larynx*, 1875, p. 313.

Wilhelmi. — Ursache und Werbreitung der Taubstummheit im Reg Bezirk erfurt Cor. Bl. d. Allg. Arztl. Ver. v. Thür. Wemier, 1877, VI, p. 182-188.

Bergmann (Bernhardt). — Statistische Bemerkungen über die Taubstummen in der Provinz Schlesien, die Taûbstummen. Anstalt in Breslau und Ueber die Ursachen der Taubheit mit besonderen Berücksichtigung der Chen unter Blutsverwandten, Bericht über die Taubstummen Unterrichts und Arziehungsanstalt in Breslau für des Jahr 1878.

Hartmann. — Taubstummheit und Taubstummenbildung nach den vorhandenen Quellen, sowie nach eigenen Beobachtungun und Erfahrungen bearbeitet. Stuttg., 1880, 8°.

Bircher. — Der endemische Kropf und seine Beziehungen zur Taubstummheit und zum Cretinismus. Basel, 1883.

Ladreit de Lacharrière. — Surdi-mutité. *Dictionnaire encyclopédique*, 1884.

A. Schwendt. — De la surdi-mutité, ses causes, sa prophylaxie. Bâle, 1890.

Myging (II). — Die Angeborene Taubheit ; Beitrag zur Actiologie und Pathogenese der Taubstummheit. Berl. A., Hirschwald, 1890, 8° 119 p.

Schultze. — Taubstummheit und Meningites surdi-mutité et méningite. *Arch. path. Anat.* Berlin, 1890, 119, p. 1-9.

Orsolato. — Ein Fall. von Taubstummheit nach masern nebst dem Obductions befund. *Zeitsch. f. Ohr.* Wiesb., 1891, 2, XXII, 196, 205.

A. Fournier. — L'hérédité syphilitique. Paris, 1891.

Lemcke (Ch.). — Die Taubstummheit in Mechlemburg-Schwerin ihre Ursachen und ihre Verhutung. Leipzig, 1893.

Uchermann. — Anatomischer Befund in einem Fallevon Taubstummheit nach Scharlach. *Zeitsch. f. Ohr.* Wiesbaden, 1892-1893, XXIII, 70-73.

Uchermann. — Les sourds-muets en Norvège. Deux volumes. Traduction française, 1901.

Lemcke. — Sur les causes de la surdi-mutité et les moyens de la prévenir. *Deutsch Med. Woch.*, n° 44, 1892.

Lemcke. — Les causes et les moyens de prévenir la surdi-mutité. *Société d'otologie allemande*, avril 1892.

Heller. — Surdi-mutité psychique chez les enfants. *Berl. Klin. Woch.*, octobre 1894.

Urbanschitsch (V.). — Ueber Hördefecte bei Taubstummen : Uber die praktische Durchführung der methodischen Horübungen in Taubstummen-Schulen. *Zeitsch. f. Ohrenh.*, 1895, XXXIII, 3, 4.

Neuert (G.). — Die Taubstummheit im Grossherzogtum, Baden : ihre Ursachen und Verhütung ; ein Beitrag zur Statistik der Taubstummheit. Karlsruhe, 1896, 8°, X, 209, p.

Frankenberger (O.). — Adénoïde Vegetationen bei Taubstummen, nebst einigen Bermerkungen über die aetiologie der Taubstummheit. *Monatschr. f. ohren.* Berlin, 1896, XXX, 429, 447.

Pr Bezold (de Munich). — Das Hörvermögen der Taubstummen. Wiesbaden. Verlag Von Bergmann, 1896.

Féré. — Les stigmates tératologiques de la dégénérescence chez les sourds-muets. *Journal de l'anatomie et de la physiologie,* 1896, p. 363.

Frankenberger. — Quelques remarques sur l'étiologie de la surdi-mutité. *Monats. für Ohrenh.*, octobre 1896.

— Adenoïde vegetationen bei Taubstummen, nebst einigen Bermerkungen über die œtiologie der Taubstummheit. *Monats. f. Ohren.* Berlin, 1896.

Vasquez-Gomez. — Causas mas frecuentes de la sordo-mudez en Mexico. *Rev. de anat. patol. y clin.* Mexico, 1897.

Giampetro. — Pathogénie et traitement de la surdi-mutité. Journal « *La Voix* », janvier 1899.

Fay. — Mariage des sourds-muets. *Archiv. of Otol.*, n°s 5 et 6, 1899.

Danziger. — Die Entstehung und Ursache des Tausbtummheit. Francfort-sur-le-Mein, 1900.

Pr Schwabach. — La surdi-mutité, 1900. *Real-Encyclopaedie für gesammte. Heilkunde.*

E. Saint-Hilaire. — La surdi-mutité. Paris, 1900.

E. Schmiegelow. — Examen fonctionnel des sourds-muets en Danemark. Hirschwald éditeur. Berlin, 1901.

Pr Frédéric Bezold (de Munich). — La surdi-mutité d'après des observations otiatriques. Wiesbaden, 1902. Bergmann, éditeur.

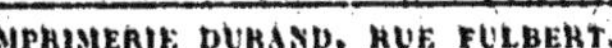

CHARTRES. — IMPRIMERIE DURAND, RUE FULBERT.

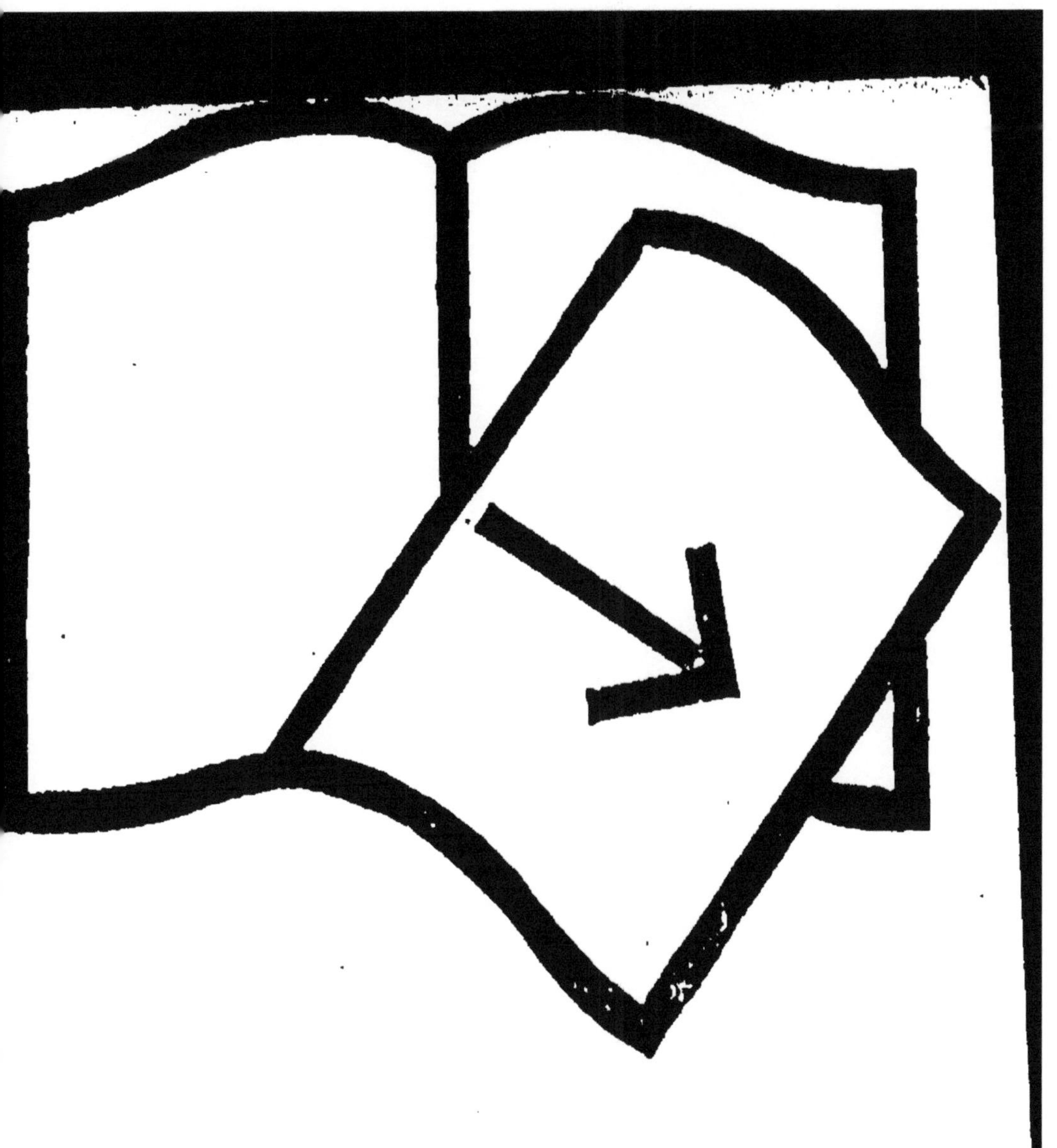

Documents manquents (pages, cahiers...)

NF Z 43-120-13